DU DIAGNOSTIC

DANS QUELQUES CAS

DE CANCER DE L'ESTOMAC

PAR

Le Dr Émile OSSIAN-BONNET

Ancien externe des hôpitaux de Paris,
Aide - major stagiaire au val - de - Grâce.

***

PARIS

A PARENT, IMPRIMEUR DE LA FACULTÉ DE MÉDECINE

31, RUE MONSIEUR-LE-PRINCE, 31

1874

DU DIAGNOSTIC

DANS QUELQUES CAS

DE CANCER DE L'ESTOMAC

DU DIAGNOSTIC

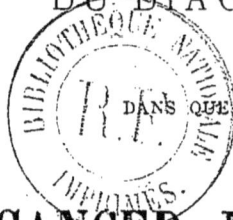

DANS QUELQUES CAS

DE CANCER DE L'ESTOMAC

PAR

Le Dr Émile OSSIAN-BONNET

Ancien externe des hôpitaux de Paris,
Aide - major stagiaire au val-de-Grâce.

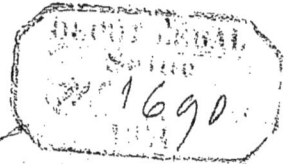

PARIS

A PARENT, IMPRIMEUR DE LA FACULTÉ DE MÉDECINE

31, RUE MONSIEUR-LE-PRINCE, 31

1874

DU DIAGNOSTIC

DANS QUELQUES CAS

DE CANCER DE L'ESTOMAC

———⚬⚭⚬———

Le but que nous nous sommes proposé en écrivant ces quelques pages sur le cancer de l'estomac, n'est certes pas de faire une étude nouvelle de cette terrible affection que l'on trouve complètement décrite dans tous les ouvrages de pathologie, et sur laquelle ont insisté particulièrement tous les auteurs qui ont écrit sur les affections cancéreuses ou sur les maladies de l'estomac.

Ayant eu souvent occasion, dans le cours de nos études, de nous trouver en présence de cas pour lesquels le diagnostic avait présenté les plus grandes difficultés, nous avons pensé qu'il y avait un intérêt sérieux à faire une étude complète des symptômes de cette maladie, à faire ressortir la valeur plus ou moins grande des différents signes que l'on pouvait constater, et à signaler les cas dans lesquels on se trouvait dans le doute et quelquefois même dans l'impossibilité de conclure.

Grâce aux conseils de notre illustre maître, M. le professeur Béhier, et aux documents qu'il a eu la bonté de nous communiquer, nous espérons, après avoir choisi quelques observations types pouvant servir d'exemples, avoir atteint le but que nous nous étions proposé, c'est à-dire de mettre en évidence la difficulté du diagnostic, d'indiquer les cas dans lesquels cette difficulté se présentera et de chercher, d'après la valeur des symptômes, si l'on pourra y remédier.

Le cancer de l'estomac qui, on le sait, constitue une des formes les plus fréquentes de la diathèse cancéreuse, peut souvent présenter, au point de vue du diagnostic, des difficultés telles qu'on ne saurait jamais trop étudier les différentes formes sous lesquelles on peut le rencontrer.

Dans bien des cas, en effet, si d'après la réunion des signes fournis par l'étude générale et détaillée de tous les symptômes de cette terrible maladie, il nous est facile de reconnaître la lésion, dans beaucoup d'autres, l'ordre dans lequel se présenteront les différents symptômes indiqués par les auteurs, la façon dont la lésion pourra se trouver masquée par des complications telles que les maladies du foie, du mésentère, des intestins et les différentes maladies de l'estomac, ou quelquefois même enfin, l'absence complète de signes, rendront le diagnostic d'une difficulté si grande, que l'observateur se trouvera longtemps dans le doute, et souvent même dans une impossibilité absolue de reconnaître la maladie.

Avant de passer en revue et d'étudier la valeur des différents symptômes que l'on rencontre dans cette affection, jetons un coup d'œil rapide sur les causes qui au premier abord semblent y prédisposer.

Relativement à l'âge, tous les auteurs sont sensiblement d'accord. Il est fort rare de rencontrer le cancer de l'estomac avant l'âge de puberté, et après l'âge de 70 ans, ce serait de cinquante à soixante-dix que le cancer se manifesterait même le plus souvent. Sur 600 cas, Brinton (1) dit avoir trouvé comme moyenne l'âge de 50 ans ; avant l'âge de 40 ans, le risque, dit-il, est à peine un cinquième de ce qu'il peut être, à 60 ans on a échappé à la moitié du risque de la maladie, à l'âge de 70, on n'est plus exposé qu'à un tiers.

Cependant, ces données qui peuvent déjà servir pour le diagnostic, en attirant l'attention, ne doivent pas pour des individus moins âgés faire rejeter immédiatement l'idée d'un cancer, car dans certains cas extrêmement rares il est vrai, et pour ainsi dire exceptionnels, on a vu, comme chez le malade de notre première observation, l'affection débuter bien avant l'âge de 20 ans. Dès les premiers pas, nous sommes donc déjà arrêtés, et nous ne trouvons pour ainsi dire que des renseignements qui, en nous aidant souvent, peuvent aussi quelquefois nous écarter du but.

Quant aux causes prédisposantes, telles que

(1) Brinton, p. 294.

le tempérament, l'habitude des boissons alcooli-
ques, une nourriture de mauvaise qualité, la
misère, les privations de toute espèce, la vie
sédentaire (1), les chagrins profonds, les émo-
tions morales, le séjour dans les grandes villes
et certains pays (2), l'hérédité même acceptée par
la majorité des pathologistes modernes (3), elles
ne peuvent être que d'une si faible utilité dans
le diagnostic, qu'il nous suffira de les signaler,
sans qu'il soit nécessaire de nous y arrêter plus
longtemps.

Essayons maintenant d'étudier les symptômes
proprement dits.

Au point de vue général, leur apparition n'a
souvent que peu de rapports avec le début
de la maladie, et plus souvent encore l'ensemble des symptômes qui peut être con sidé
pour le diagnostic, comme l'expression de la maladie ne fournit qu'une idée très-fausse de sa durée. Ainsi, de même que dans la première observation qui nous servait déjà à démontrer combien
l'âge du malade était loin de se trouver en rapport
avec les données habituelles, nous voyons ce malade n'attacher que peu d'importance aux symptômes du début, et négliger ainsi des signes qui
auraient pu, peut-être longtemps avant l'époque
où la maladie a présenté des manifestations certaines, mettre sur la voie du diagnostic; de même

(1) Marc d'Espine. Annales d'hyg. publ. Paris, 1847, t. XXXVIII.
(2) Lebert. Traité pratique des maladies cancéreuses. Paris, 1851.
Niemeyer, Jaccoud, Valleix.

dans beaucoup d'autres cas, les symptômes primi-
tifs qui pourraient faire soupçonner et reconnaître
la cause cachée de ces premières manifestations,
n'ont pas même été remarqués par les malades.

D'après l'ordre dans lequel se présentent les
symptômes souvent si obscurs dans cette affection,
on peut pour ainsi dire former, ainsi que le fait
Jaccoud (1), deux périodes bien distinctes, mais
presque toujours étroitement unies l'une à l'autre;
la première que nous appellerons la période de
dyspepsie, la seconde à laquelle nous donnerons
le nom de période de tumeur et de cachexie.

Quelle que soit l'importance des symptômes de
la première période, si un de ceux au moins de la
seconde ne vient pas s'y joindre, on peut presque poser en principe que le diagnostic sera impossible à établir. Alors même au contraire que
tous les signes qui constituent la première période
viendraient à manquer, si le malade présente ceux
qui constituent la deuxième période, tumeur et
cachexie, le diagnostic sera relativement facile.
Enfin, un des deux symptômes de la seconde
période, tumeur ou cachexie, joints à certains
signes de la première période, selon leur importance, rendront le diagnostic possible; mais cependant encore plus ou moins difficile.

Analysons donc d'abord les signes de chacune
de ces périodes, et cherchons à établir la plus ou
moins grande valeur qu'il faut leur attribuer.

Au début, l'appétit est fréquemment diminué,

(1) Jaccoud. Path. interne.

mais cette perte d'appétit est bien certainement un
des symptômes les plus vagues et les plus variables ; bien qu'elle figure 80 fois sur 100 (1) environ,
l'anorexie ne présente réellement d'importance
qu'autant qu'elle se trouve jointe à d'autres manifestations, telles que la douleur et le vomissement,
elle est parfois si peu accusée, qu'on y ajoute peu
d'importance, et si on la constate, on voit que sa
présence varie ; tantôt elle apparaît au début de la
maladie, tantôt vers le milieu ou à la fin ; dans
certains cas l'appétit est simplement diminué,
dans d'autres cas complètement éteint ; enfin, il
peut arriver qu'après avoir disparu pendant un
temps plus ou moins long, il reparaisse, soit
jusqu'à la fin de la maladie, soit pour cesser brusquement encore (2). Ces variations qui semblent
tenir principalement à l'état même de la maladie
et paraissent dues à une influence nerveuse qu'on
ne saurait expliquer, font différer ainsi l'anorexie
du cancer de celle que l'on rencontre dans les autres affections de l'estomac, telles que la gastralgie, l'ulcère, etc.

Quelle que soit au reste la cause à laquelle on
peut rattacher l'anorexie plus ou moins complète
que l'on rencontre dans la majorité des cas, nous
noterons avec soin ce symptôme à cause de sa fré-
q u e n

La douleur, signe fréquent que l'on voit souvent

(1) Brinton. Cancer de l'estomac.
(2) Lebert cite même un cas où l'estomac étant grandement dilaté,
l'appétit se trouvait augmenté.

apparaître dès le début de la maladie, n'est pas
dans le cancer un élément unique et comparable,
c'est un symptôme complexe variable suivant
les circonstances; on la rencontre 92 fois sur 100,
dit Brinton. Quant à la région qu'elle occupe,
il est bien rare qu'elle marque le siége de la
lésion. A chaque période, suivant l'altération
plus ou moins grande de l'organe, on verra
correspondre des sensations variables. Dans
le cancer du pylore le malade rapportera aussi
bien les sensations qu'il perçoit à l'hypochondre
droit qu'à l'hypochondre gauche, à l'ombilic, au
sternum. Dans le cancer du cardia, la douleur
paraîtra se manifester vers l'hypochondre ou
l'épaule droite; dans celui de la petite courbure
elle siégerait dans la région interscapulaire, et
enfin, pour la face postérieure de l'estomac, on la
trouverait principalement vers la région dorsale
moyenne et la partie inférieure de la région lombaire. Ces données sont trop peu certaines pour
qu'il soit possible d'y attacher une importance
réelle; si l'on pouvait trouver un caractère particulier à la douleur du cancer on constaterait qu'elle
affecte principalement une forme lancinante.
Quelques malades la comparent à des coups de
canif, elle est persistante, ne présente pas d'intermittence; ne laissant pas un seul instant de repos
au malheureux malade; elle amène l'insommie
comme complication redoutable. En présentant
toujours ces caractères tranchés, la douleur serait
certainement un signe précieux pour le diagnostic

mais il n'en est pas toujours ainsi. Il y a en effet des malades chez lesquels la douleur ne présente rien de régulier dans son apparition et sa durée; chez certains, ce symptôme a paru dès le début et avec intensité; chez d'autres il se montre à un degré peu prononcé dès le commencement, mais il devient plus manifeste à mesure que la maladie fait des progrès.

Enfin, dans un troisième groupe, le caractère que présentent parfois les différentes variétés parait dû à des conditions locales; tantôt, en effet, la douleur sera sourde, rongeante, et semblera tenir plutôt à l'ulcération de l'estomac affecté de cancer qu'au dépôt cancéreux lui-même, elle s'exaspérera par l'ingestion des aliments, et cessera par l'expulsion du contenu de l'estomac; tantôt elle présentera des sensations de constriction, d'oppression ou de gonflement qui paraîtront dénoter plutôt un rétrécissement dû à un dépôt de matière cancéreuse.

Quoi qu'il en soit, les différentes formes sous lesquelles la douleur peut se présenter bien que n'offrant aucun signe certain, ne peuvent diminuer la valeur de ce symptôme dont la présence pourra certainement servir à éclairer le diagnostic. Il n'existe peut-être pas en effet de maladie de l'estomac où les douleurs soient aussi vives que dans le cancer; si dans la gastralgie, elles peuvent quelquefois donner le change par leur intensité, elles ne présenteront, en tout cas, jamais cette persistance que l'on remarque toujours dans la maladie qui nous occupe, elles laisseront au malade des instants de repos plus ou moins longs ; aussi tout en n'attribuant pas une valeur absolue à ce symptôme, sa valeur relative n'en est pas moins réelle et d'une grande importance, lorsque surtout il se trouve lié à d'autres manifestations telles que les vomissements, une tumeur et de la cachexie.

Après ces deux symptômes, anorexie et douleur, qui marquent généralement le début de la maladie ; nous arrivons à un signe d'une valeur beaucoup plus grande pour le diagnostic, ce sont les vomissements.

Le vomissement se présente, d'après Brinton, 87 fois sur 100. Lebert l'aurait rencontré dans les 6/7 des cas qu'il a observés ; sa nature et le moment de la maladie où on le rencontre paraissent dus essentiellement aux causes qui le font naître.

Le moment où les vomissements paraissent, marque quelquefois le début de la maladie ; le plus souvent c'est après deux, trois ou six mois de durée qu'on les voit survenir. Leur fréquence va souvent en augmentant jusqu'à la dernière période; la plupart des cas où ils étaient abondants au début se sont rapidement terminés d'une façon fatale. Quelques malades vomissent le matin sans avoir pris de nourriture ; d'autres après les repas, tantôt au bout de quelques minutes, tantôt après plusieurs heures seulement; chez certains, le vomissement ne paraît pas d'une ma-

nière continue, mais après un intervalle variable
et plus ou moins long.

Comme nous l'avons dit, ces variétés, dans le moment où apparaît le symptôme considéré, paraissent
dues aux causes qui le produisent, elles sont au
nombre de quatre essentiellement distinctes.

La première se montre d'ordinaire après une
période croissante d'anorexie et de nausées ; elle
n'est en rapport ni avec la nature des aliments, ni
avec leur ingestion, dans ce cas les vomissements
sont formés généralement d'un liquide filant, inco-
lore, d'une odeur fade, et semblent devoir être
attribués à une irritation locale des nerfs de l'estomac produite par le moindre dépôt de la matière
cancéreuse dans les tuniques de l'organe.

La seconde est provoquée par les aliments, aussi
voit-on les vomissements suivre immédiatement
leur ingestion. Dans ces cas, en effet, que la tumeur
siége au cardia ou au pylore et ferme plus ou moins
complètement les orifices, les matières absorbées
ne pouvant suivre leur cours dans le tube digestif
doivent être promptement réjetées ; et on peut
alors ajouter en outre que les vomissements sont
composés en partie de matières alimentaires plus
ou moins altérées, selon que le travail de la digestion aura été plus ou moins complet. Dans cette
seconde variété on peut encore ranger les cas
où la masse cancéreuse, n'occupant ni le pylore
ni le cardia, se trouve fixée sur l'une des faces de
l'estomac ou même l'une des deux courbures. Dans
ces circonstances en effet, il existera un rétrécissement de la cavité stomacale qui, après un rè-

pas trop copieux par exemple, ou après même plusieurs repas, amènera encore fatalement, par la trop grande réplétion de l'estomac, le rejet des aliments. Toutefois, si par la suite d'un travail ulcératif, une partie de la masse cancéreuse se trouve rejetée, le rétrécissement de l'organe n'ayant plus lieu, les vomissements pourront se trouver supprimés et ne reparaître qu'après un temps assez éloigné, alors que le cancer aura pris un nouveau développement.

La troisième variété, dans laquelle nous rangerons les cas où les vomissements, n'ayant paru qu'à une époque assez éloignée du début de la maladie vont sans cesse en augmentant, paraît due au ramollissement et à l'ulcération qui, attaquant la muqueuse, envahissent les tissus normaux et amènent une irritation toujours croissante à mesure que la maladie suit son cours.

Enfin, la quatrième variété tient à l'absence de la contraction de la tunique musculaire s'expliquant le plus souvent par une altération du tissu envahi par des dépôts interstitiels de la matière cancéreuse, ou par une dilatation excessive de l'organe, peut-être même enfin par une lésion du système nerveux. Dans ce cas, les vomissements pourront ne paraître qu'après un ou plusieurs repas, un ou plusieurs jours; ils n'auront rien de fixe, quant au moment de leur présence, puisqu'ils ne se produiront que lorsque l'estomac, se trouvant encombré de matières alimentaires, sera obligé d'en déverser une certaine quantité au dehors.

Indépendamment de ces quatre variétés de vomissements proprement dits, en apparaît une cinquième d'un caractère particulier à laquelle les auteurs attribuaient une valeur pathognomonique et qui, en effet, si elle ne donne pas une certitude complète pour le diagnostic en fait cependant un signe d'une importance réelle ; cette variété est constituée par des hémorrhagies qui donnent naissance à des vomissements de sang pur, ou à des vomissements de sang mêlé à des matières alimentaires et altéré par le suc gastrique, auxquels on a donné le nom de vomissements noirs ou marc de café.

L'hémorrhagie dans le cancer de l'estomac se présente 42 fois sur 100 ; dans un sixième des cas, elle est constituée par du sang pur ; dans les cinq sixièmes restants par du sang plus ou moins altéré mélangé à du suc gastrique, aux aliments, à la bile, à des détritus cancéreux ; elle peut tenir à deux causes différentes : ou bien elle est produite par la congestion, dans ce cas elle se montre à une période rapprochée du début, et est en général modérée, quoique quelquefois cependant assez considérable pour amener rapidement la mort. Ou bien elle est due à la destruction des vaisseaux par le travail ulcératif, dans ces cas encore elle sera plus ou moins considérable, mais n'apparaîtra qu'à une période avancée de la maladie. Après avoir cherché à expliquer les modifications que l'on rencontre dans le moment d'apparition de ces hémorrhagies, ajoutons que la pureté, la couleur du sang

deversé varieront suivant qu'il proviendra d'une
veine ou d'une artère, qu'il sera déversé en grande
quantité ou goutte à goutte, mélangé à d'autres
substances, ou plus ou moins altéré par l'acide
chlorhydrique du suc gastrique (1).

La variété que nous rattachons aux suites du
travail ulcératif du cancer, et dans laquelle nous
trouvons les vomissements noirs auxquels on attri-
buait une valeur si grande pour le diagnostic, nous
prouve qu'on ne doit pas regarder ce symptôme
comme un signe pathognomonique du cancer. En
effet, à la suite d'une ulcération de nature quelconque, on pourra trouver ces mêmes vomissements,
ainsi que Brinton le fait si bien remarquer dans
l'étude complète qu'il a faite au sujet de l'ulcère de
l'estomac ; si, dit-il, ce phénomène se rencontre plus
fréquemment dans le cancer, c'est que dans cette
affection il arrive plus souvent que l'hémorrhagie,
étant peu considérable, le sang, au lieu de se
présenter alors à l'état de pureté, nous apparaîtra
facilement altéré. Dans un cas seulement le
vomissement entraînera avec lui une certitude
complète, c'est celui où, avec les substances venant de l'estomac on pourra constater, la présence
des cellules caractéristiques du cancer ; malheureu-
ment ce signe n'apparaîtra que lorsque la maladie

(1) M. le professeur Béhier a démontré en effet, dans une de ses dernières leçons cliniques, qu'en versant quelques gouttes de suc gastrique
dans un vase plein de sang, on voyait ce sang changer de couleur
et prendre la teinte noire des vomissements que l'on observe dans le
cancer.

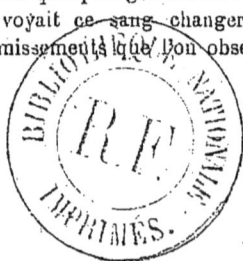

Ossian-Bonnet.   2

sera parfaitement déclarée, lorsque, par consé-
quent, la plupart sinon l'ensemble des autres
symptômes seront déjà apparus pour fixer le
diagnostic ; puis, en outre, il est facile de com-
prendre toutes les difficultés que présenteront la
recherche de ces cellules cancéreuses mélangées au
sang et aux matières alimentaires. Le vomissement
n'est donc pas encore un signe de certitude pour
reconnaître le cancer, et ce n'est encore que joint à
d'autres symptômes tels que la douleur, l'anorexie,
le dépérissement ou la tumeur qu'il permettra
seulement de porter un diagnostic certain.

Après avoir fait une étude complète des princi-
paux symptômes qui constituent les signes de la
première période que nous avons appelée période
de cachexie, jetons un coup d'œil rapide sur quelques signes de peu d'importance, mais qui serviront
à compléter cette première partie de la division
que nous avons cru nécessaire de faire.

L'état de la langue ne fournit aucun signe pour
le cancer de l'estomac, elle est ou naturelle ou recouverte d'un léger enduit, et les altérations rares
qu'on y remarque se rencontrent tout aussi bien
dans les autres maladies chroniques.

La digestion a été bonne chez la majorité des
malades jusqu'au début de l'affection, mais, dans la
plupart des cas, des troubles se sont montrés et la
digestion est devenue mauvaise aussitôt la maladie
déclarée ; les aliments solides sont les premiers
qui éprouvent de la difficulté à passer, le laitage

peut être pris assez longtemps sans grands incon-
venients, cependant le malade éprouve des senti-
ments de pesanteur et de gonflement, et est incom-
modé de rapports acides ou nidoreux, mais ce n'est
enfin que plus tard que l'on voit apparaître la douleur que nous avons déjà étudiée précédemment.

L'état de l'intestin ne peut guère nous éclairer ;
aucun travail statistique n'a été fait à ce sujet ; le
plus souvent il existe de la constipation. Dans beaucoup de cas le rétrécissement de l'estomac, le vomissement, la douleur sont des causes qui empê-
chent la distension et les mouvements du canal
intestinal, mais dans quelques-uns on ne peut
expliquer par ces raisons la constipation qui se
montre presque seule avec l'anorexie et la cachexie ;
dans ce cas Brinton lui attribue une grande valeur :
« Si l'intestin, dit-il, après avoir été longtemps régulier tombe dans un état de paresse et d'inertie
qui ne cède aux purgatifs que pour retourner à la
constipation, on aura dans cette circonstance un
élément important de diagnostic. La diarrhée
quand elle apparaît semble résulter généralement
de l'irritation produite par la présence de la matière cancéreuse, du pus ou du sang entraînés dans
l'intestin ; l'époque de son début coïncide généralement avec l'ulcération, elle n'apparaît que lorsque les forces du malade sont complètement épui-
sées et forme ainsi un phénomène tardif, qui est
souvent la cause de la terminaison fatale.

Tels sont les symptômes de la période dyspep-

tique, symptômes qui par eux-mêmes, ainsi que
nous nous sommes efforcé de le démontrer, ne
peuvent suffire à poser le diagnostic. Etudions
maintenant les deux signes pour ainsi dire caractéristiques de la maladie, puisque, sans leur présence, qu'ils manquent totalement ou se trouvent
simplement cachés, on se trouve dans l'impossibilité de reconnaître l'affection qui nous occupe.

De tous les symptômes que l'on rencontre dans
le cancer de l'estomac, le plus important est sans
contredit celui que fournit la présence d'une tumeur. Ce signe dont la valeur pathognomonique
est presque absolue se rencontre quatre-vingt fois
sur cent. Dans certains cas la tumeur est facilement appréciable ; lorsqu'elle occupe, par exemple,
la partie moyenne de l'estomac, la grande courbure, l'organe tout entier ou le pylore ; mais dans
d'autres, au contraire, elle est difficile à percevoir.
Si par exemple le cancer siége vers la petite courbure, près du cardia et à la face postérieure de
l'organe ; ces différences s'expliquent facilement
du reste par la distance plus ou moins grande qui
existe entre les parties correspondantes de l'estomac et la paroi antérieure de l'abdomen. Le siége
de la tumeur varie beaucoup plus que ses rapports
anatomiques pourraient le faire supposer.

Les tumeurs de la grande courbure tendent à se
porter vers l'ombilic ; celles qui occupent le pylore
sont perçues principalement vers la partie mé-
diane ou vers l'hypochondre droit, ce qui tient

non-seulement à la position du pylore mais aux adhérences qui se forment entre la portion malade de l'estomac et le foie. Le cancer qui occupe la petite courbure se fait sentir à la partie supérieure de l'épigastre, et c'est dans cette région tout entière que l'on trouve la saillie formée par le dépôt cancéreux qui occupe tout l'organe.

Quant à sa forme, la tumeur tantôt se présente en masse considérable, dure, irrégulière, offrant l'aspect de nodosités appréciables, tantôt, au contraire, elle se montre sous un petit volume, est élastique ou molle et ne fait aucune saillie ; dans ce cas elle est très-difficile à reconnaître ; à différentes époques de la maladie elle peut présenter des caractères tout à fait différents ; la tuméfaction si apparente aujourd'hui peut disparaître brusquement pour reparaître dans quelques jours, ou ne plus jamais être perçue ; ces modifications, qui ne s'expliquent que par une perte de substance due au ramollissement, à l'ulcération ou à la chute d'une eschare, ne font qu'augmenter la difficulté déjà si grande que l'on éprouve souvent à reconnaître sa présence ; enfin à la palpation la tumeur peut présenter des degrés infinis de résistance ; en effet, elle peut être accolée au foie ; dans ce cas, étant recouverte par cet organe, elle ne présentera que les signes physiques du lobe du foie sous lequel elle se cache ; elle peut aussi être masquée par l'ascite, les changements de volume et de rapports de l'intestin, ou même simulée par des tu-

meurs du foie ou de l'intestin, et par ces tumeurs qui
se forment souvent à la suite des inflammations et
des adhérences produites par l'ulcère de l'estomac.

En admettant donc, comme nous l'avons fait, que
la présence de la tumeur soit un signe d'une valeur
considérable, nous n'avons pas cependant encore
diminué beaucoup les difficultés que présente le
diagnostic, puisque bien souvent la présence de
cette tumeur pour ainsi dire caractéristique, peut
être fort difficile et même quelquefois impossible
à constater.

Étudions maintenant le dernier signe qui nous
reste, la cachexie qui, une fois reconnue, doit nous
indiquer fatalement une maladie chronique, agis-
sant sur l'organisme tout entier et, par la puissance
de ses manifestations, amener le malade à cet état
toujours croissant de faiblesse dont rien ne peut
l'arracher.

La cachexie à laquelle on ajoute avec raison une
si grande importance pour le diagnostic se rencontre environ quatre vingt-dix ou quatre vingt-
dix-huit fois sur cent, elle est marquée non seulement par la couleur des téguments d'un vert sale ou
d'une coloration terreuse qu'on ne peut confondre
avec aucune autre, mais encore par la sécheresse et
la perte d'élasticité de la peau, la diminution du
tissu graisseux, la mollesse du tissu cellulaire, le
peu de volume et de fermeté des muscles. Cette
réunion de symptômes qui sont toujours en rapport avec le degré d'émaciation du sujet et la
perte de ses forces devient un symptôme presque

pathognomonique, si l'on écarte les cas qui peuvent compliquer la cachexie proprement dite, et faire douter de son existence ; ces cas tiennent, soit à une désorganisation hépatique ayant pour cause le cancer consécutif du foie qui amène ainsi une véritable jaunisse changeant la couleur de la peau, soit à des complications telles que les hémorrhagies, la suppuration, les vomissements, une alimentation insuffisante pouvant augmenter par elles-mêmes la décoloration notable des téguments.

Malheureusement, dans quelques cas, la cachexie manque complètement ou se présente dans des conditions telles, que bien qu'aucun doute ne soit permis, bien qu'elle soit nettement appréciable, on ne sait si elle doit être attribuée à la maladie qui nous occupe et dont on aurait tant d'intérêt à reconnaître la présence, ou à une de ces complications, telles que les tubercules, qui peuvent venir jeter le doute en faisant attacher à leur présence tous les symptômes se rapportant à un cancer méconnu.

La cachexie elle-même, au point de vue de sa valeur, ne présente donc pas de données certaines, puisqu'elle peut se rattacher à des causes étrangères ; aussi serait-il certainement d'un intérêt immense de chercher parmi les complications du cancer celles auxquelles on peut attribuer, quand elles existent, la présence de cette manifestation importante, cependant nous ne pouvons, sans nous écarter de notre sujet, faire une étude complète des maladies qui, telles que la méningite, les tubercules, un cancer du foie, du mésentère, des intestins, la dilatation de l'estomac, apparaissant dans le cours d'un cancer, peuvent en masquer les différents symptômes. L'une d'elles, pourtant, doit attirer spécialement notre attention, car, par sa présence, elle peut aider le diagnostic et peut ainsi être mise presque au rang des symptômes que nous nous sommes proposé d'étudier. Cette affection, sur laquelle Trousseau a particulièrement attiré l'attention dans les cas qui nous occupent, est la phlegmatia alba dolens. Toutes les fois, disait cet éminent clinicien, que l'on hésitera entre une gastrite chronique, un ulcère et un carcinome, la présence d'une phlébite oblitérante lèvera tous les doutes et devra permettre de se prononcer positivement sur l'existence du cancer, plusieurs observations citées dans l'étude clinique qu'il fit à l'Hôtel-Dieu, sur la phlegmatia alba dolens prouvent l'importance qu'il attachait à ce symptôme, car alors même qu'aucune tumeur n'était appréciable si on se trouvait en présence d'un état cachectique, impossible à expliquer par une diathèse tuberculeuse, un état puerpéral ou la chlorose, il affirmait l'existence d'une affection carcinomateuse.

A l'exemple de ce savant observateur, nous considérerons donc la présence d'une phlébite oblitérante comme un signe qui doit être rangé au rang des symptômes, et compléter ainsi l'étude que nous nous étions proposé de faire des différentes manifestations que peut présenter, au point de vue du diagnostic, le cancer de l'estomac.

Pour terminer enfin, nous allons citer les observations qui nous ont paru, pour chaque ordre de symptômes, servir de types, en montrant les dificultés qu'on a eu à surmonter pour établir le diagnostic.

Obs. I. — Recueillie au Val-de-Grâce, service de M. Godelier, médecin en chef.

Au no 29 de la salle 31 entre le 1er décembre 1873 le nommé J..., garde républicain, âgé de 47 ans, au service depuis 1847. Interrogé sur ses antécédents, ce malade fait remonter l'affection dont il est atteint à l'âge de 13 ans. A cet âge il souffrait de maux d'estomac et de difficultés dans ses digestions ; les aliments ne passaient qu'à la condition d'être délayés dans une certaine quantité de liquide ; chaque fois qu'il essayait d'absorber des matières solides, il remarquait une grande difficulté dans les digestions, quelquefois même les aliments ne pouvaient être absorbés, et le vomissement avait lieu. Cet état subsistait avec une telle ténacité, se reproduisant surtout à la suite de travaux même les moins pénibles, que son père fut obligé de lui faire quitter les travaux des champs auxquels il l'avait occupé, et de le placer dans une maison de commerce ; mais là encore aux mêmes causes succédaient les mêmes effets ; jamais cependant les vomissements ainsi produits n'avaient été sanglants, toujours ils se composaient de matières alimentaires où présentaient un aspect glaireux.

Depuis l'âge de 17 ans, les vomissements n'avaient pas reparu, à l'âge de 21 ans J... était entré au service militaire, et le régime alimentaire du soldat ne paraissait pas aggraver son état ; cependant les étapes, les marches, les corvées un peu longues, amenaient les symptômes suivants : douleur sourde, prenant subitement à l'épigastre, avec point dorsal symétrique, faiblesse extrême, pneumatose stomacale rendant intolérable la constriction des vêtements, enfin nausées et vomissements d'un liquide glaireux. Depuis cette époque, le malade est entré quatre fois à l'hôpital d'où après un séjour plus ou moins long, il sortait soulagé mais non guéri, car après quelque temps passé au corps, il voyait reparaître les mêmes symptômes : digestions pénibles, douleur épigastrique sourde, pneumatose, vomissements glaireux ayant lieu non le matin à jeun, mais dans l'après-midi, le soir ou deux heures environ après les repas.

Entré à l'hôpital le 1er décembre 1873, ce malade n'a présenté encore que des signes dyspeptiques, consistant en difficulté de la digestion qui se trouve accompagnée d'un sentiment de pesanteur, vomissements d'aspect glaireux se répétant cependant rarement (quatre ou cinq fois depuis un mois). Puis enfin si on presse sur la région épigastrique, au-dessous de l'appendice xiphoïde, on détermine une douleur assez vive, on voit, en outre, très-manifestement une tuméfaction qui se montre principalement à la suite des mouvements respiratoires, siégeant dans le triangle formé par l'appendice xiphoïde et le rebord des fausses côtes du côté droit et du côté gauche. Si on déprime en ce point la paroi abdominale en ayant soin de faire relâcher les muscles droits, on constate une tumeur dure, inégale, bosselée, siégeant au-dessous de la paroi abdominale dont elle est indépendante, présentant de la matité à la percussion et douloureuse à la pression.

Le malade a constaté lui-même la présence de cette tumeur il y a un an ; l'estomac est augmenté de volume, et remonte à quatre travers de doigt au-dessous du mamelon gauche.

Enfin le malade présente un amaigrissement notable, la face est jaune, d'une couleur terreuse caractéristique.

Tous ces symptômes réunis, bien que nous n'ayons jamais eu à constater d'hémorrhagies, tous ces symptômes, dis-je, nous portent donc à conclure pour un cancer de l'estomac, siégeant principalement à la face antérieure de l'organe.

Etudions maintenant la valeur des différents si-

gnes fournis par cette observation, et les conclu-
sions qu'il nous sera possible d'en tirer.

Si dans le cancer de l'estomac il est difficile de
savoir à quelle époque on peut faire remonter le
début de la maladie, et si bien souvent l'apparition des symptômes et l'ensemble de ces symptômes qui peuvent être considérés pour le diagnostic comme l'expression de la maladie, varient avec
le commencement de l'affection, il est peu de cas
dans lesquels l'observateur puisse constater la
vérité de ces assertions aussi bien que dans l'observation que nous venons de reproduire.

A l'âge de 13 ans, en effet, nous voyons notre
malade présenter des symptômes de dyspepsie,
que nous pouvons considérer déjà comme premières manifestations de l'affection que l'on reconnaît aujourd'hui.

La difficulté dans les digestions, les vomissements arrivant après une marche, un travail pé-
nible, une fatigue quelconque, faciles après les
repas, et composés alors de matières alimentaires;
réellement augmentés ou diminués à l'état de
repos par la présence plus ou moins grande
des aliments ou la nature de ces aliments;
difficiles en dehors des moments de la digestion, mais se présentant cependant à toute heure
de la journée, composés alors d'un liquide glaireux. Une douleur, limitée à une région détermi-
née, ne s'irradiant nullement, ne présentant aucune variation suivant l'état de réplétion ou de
vacuité de l'estomac, mais augmentant par la pres-

sion et après toute fatigue, au point même de rendre intolérable la constriction causée par les vêtements.

Ces différents symptômes ne pouvaient-ils pas déjà s'expliquer par la présence d'un corps étranger, siégeant dans l'estomac, et par sa présence amenant les vomissements à la suite d'une fatigue, quelquefois de l'ingestion des aliments ou enfin par une compression provoquant une irritation des fibres musculaires de l'organe; ce genre de douleur particulier, douleur sourde continuelle, exagérée à la pression par la présence des aliments, ne peut-il s'expliquer aussi par la compression d'un certain nombre de filets nerveux dans une masse plus au moins grande de dépôts de matières étrangères.

Ces suppositions peuvent toutes avoir lieu et expliquer ainsi, dès l'âge de 13 ans, c'est-à-dire avant la présence des signes qui permettent de poser un diagnostic certain, d'expliquer, dis-je, une série de symptômes qui, dans le cas où ils n'indiquaient pas par eux-mêmes une dyspepsie de cause inconnue, nous permettent aujourd'hui, avec les données nouvelles que le temps a fournies, de conclure à la maladie qui nous occupe.

Quant à la tumeur, parfaitement reconnaissable par la palpation, la cachexie évidente sous l'influence de laquelle se trouve le malade, ce sont là les signes classiques n'ayant présenté rien de particulier et sur lesquels nous n'insisterons pas; ils ont permis de poser un diagnostic dans un de ces cas où le début paraît remonter si loin et à un âge si différent de celui admis généralement pour les cas de cancer de l'estomac, que nous pouvons tirer cette première conclusion : que quant à l'âge, quant au début de la maladie, il est des cas dans lesquels ils diffèrent quelquefois tellement des moyennes données par les auteurs, qu'on ne peut guère attacher à ces résultats une importance trop grande pour le diagnostic.

Obs. — Recueillié au Val-de-Grâce, service de M. le professeur Villemin.

D***, âgé de 38 ans, maréchal des logis de la garde républicaine, entre à l'hôpital le 21 novembre 1873. Interrogé sur ses antécédents, ce malade nous raconte qu'il a été atteint de fièvre intermittente et de fièvre jaune aux colonies où il a fait un séjour de sept années. Revenu en France, depuis trois ans il n'avait éprouvé aucun accident, et avait pu supporter complètement les souffrances du siége de Paris et les fatigues de la Commune, quand il y a trois mois il commença à ressentir les premiers symptômes de l'affection pour laquelle il entre aujourd'hui à l'hôpital.

Depuis trois mois, dit-il, il avait pu constater que l'appétit allait en diminuant, ses digestions devenaient longues et difficiles, et pour la première fois, il y a six semaines, li avait été pris de vomissements, apparaissant d'abord à des intervalles très-variables, trois ou quatre heures après les repas, et composés seulement des matières alimentaires qui avaient été introduites dans l'estomac; bientôt ces vomissements augmentèrent de fréquence, et le malade éprouva en même temps une douleur persistante, mais peu intense, correspondant à l'ombilic et s'exagérant par la pression. Examiné à son entrée dans le service, D*** présente à première vue les signes d'un amaigrissement et d'un affaiblissement général. Il accuse une douleur persistante, lancinante et de la plus grande intensité. Il vomit chaque jour à des heures très-variables. A la percussion, on s'aperçoit que l'estomac est considérablement dilaté et à la palpation on constate, mais avec difficulté, une tumeur siégeant dans l'hypochondre droit, se prolongeant vers l'épigastre et douloureuse à la pression.

Le 26 novembre, les vomissements persistent, la douleur est tellement intense qu'on applique un vésicatoire, qui paraît avoir un peu soulagé le malade ; la portion de la tumeur constatée à l'épigastre semble avoir disparu, mais la partie comprise dans l'hypochondre droit persiste et présente une induration de la grandeur d'une pièce de cinq francs, sous le muscle droit, un peu au-dessus de l'ombilic.

Le 29. Le malade présente une constipation continuelle. Il vomit chaque jour des matières alimentaires.

Le 30. On le soumet à un régime léger et on ordonne deux pilules de nitrate d'argent.

2 décembre. La constipation persiste. — Lavement purgatif.

Le 3. Le lavement a provoqué deux selles abondantes. Les vomissements persistent composés de matières alimentaires et de mucosités. On supprime les pilules de nitrate d'argent et on substitue le régime lacté au régime ordinaire.

Le 6. Sous l'influence du régime lacté, les vomissements semblent avoir diminué de fréquence ; la douleur est toujours intense, on prescrit un emplâtre de ciguë.

Le 16. Le malade, à deux reprises différentes, est resté cinq jours sans vomir, mais la douleur persistant toujours avec la même intensité, on a fait l'application de deux emplâtres belladonés.

Le 22. La prostration des forces est extrème, le malade a eu deux vomissements, la langue est pâteuse, rouge à la pointe. La bouche et la gorge sont sèches. Douleur intense. — Diète ; limonade tartrique.

Le 24. Affaiblissement considérable ; la veille trois vomissements successifs, accès de fièvre caractérisé, pouls fréquent, pas de selles depuis trois jours.

Le 27. Même état que précédemment. — Bouillon avec glace, trois lavements de bouillon.

Jusqu'au 2 janvier même état, douleur violente, vomissements de plus en plus fréquents.

4 janvier. Les vomissements prennent une couleur d'un rouge vineux.

Le 6. Vomissements de couleur vineuse précédés d'un vomissement de couleur marc de café, d'environ trois quarts de litre. Soif ardente, — le malade demande du vin qui lui est accordé, mais qu'il rejette presque aussitôt qu'il est ingéré. Douleurs de plus en plus violentes.

Le 8. Voulant étudier l'état de la tumeur, on constate, en examinant le ventre du malade, une élévation considérable en dos d'âne, allant en écharpe de l'épigastre à l'épine iliaque antérieure et supérieure; à la percussion, on perçoit un son hydroaérique, et à la palpation on éprouve la sensation d'une tumeur dure et mamelonnée, située à la partie supérieure et un peu à droite.

Les vomissements persistent, ceux qui présentent l'aspect rouge vineux suivant ou précédant ceux de couleur de marc de café. La distension de l'estomac est telle que, pour faire uriner le malade, il est nécessaire d'avoir recours à l'emploi de la sonde.

Le 12. Depuis trois jours le malade est dans la prostration la plus complète; les vomissements se succèdent trois ou quatre fois par jour. Le pouls est petit, précipité; les douleurs sont intenses. Le malade reste assis dans le lit. La voix est affaiblie.

Du 12 au 15. Aggravation de tous les symptômes que nous venons de signaler.

Le 16. Vomissements couleur marc de café d'environ deux litres; éructations; pouls petit, misérable. Le malade succombe à 3 heures de l'après-midi.

Autopsie. — A l'aspect extérieur, le cadavre présente l'abdomen fortement rétracté; du côté droit siége une tumeur à grand diamètre oblique, s'étendant en écharpe de l'épigastre à l'épine iliaque antérieure et supérieure.

Cette tumeur présente un point culminant d'un centimètre environ d'élévation au niveau de l'ombilic, un peu à droite. En faisant l'incision longitudinale, on tombe dans un foyer purulent occupant en grande partie le flanc droit, la collection de pus peut être évaluée à un verre. Le bord inférieur du foie plonge dans ce foyer et commence à devenir purulent lui-même.

Les intestins, les épiploons et la vessie sont refoulés dans le petit bassin et à gauche; l'estomac occupe seul la cavité abdominale, le cardia étant resté en place et le pylore seulement un peu abaissé, la grande courbure arrive à droite jusqu'au petit bassin.

Le pylore, ainsi que les parties avoisinantes, forment une masse indurée et grossièrement bosselée. Il est impossible de reconnaître si la collection purulente dont nous avons parlé provient d'une péritonite partielle ou du pus écoulé de la tumeur.

Retiré de la cavité abdominale, l'estomac laisse écouler environ 4 à 5 litres d'un liquide, en tout semblable à celui des derniers vomissements; à l'ouverture, la muqueuse stomacale paraît rouge, considérablement épaissie. Quant au cancer, il forme une tumeur mamelonnée de la grosseur du poing d'un adulte. Cette tumeur occupe le pylore dont elle obture l'ouverture assez complètement pour permettre à peine l'introduction d'une petite sonde d'enfant, et remonte le long de la grande et de la petite courbure; au niveau du pylore, elle commence à entrer en suppuration.

Cette observation nous montre un de ces cas types de cancer de l'estomac où tous les symptômes, se présentant avec une marche régulière, ont permis de suivre pour ainsi dire pas à pas la marche de l'affection. Au début nous rencontrons tous les signes qui marquent l'invasion de la maladie, l'inappétence, la difficulté dans les digestions, les vomissements d'abord rares puis plus fréquents de matières alimentaires, enfin la douleur caractéristique de forme lancinante, persistant toujours sans aucune espèce d'intermittence: ces symptômes joints à l'état de faiblesse et d'amaigrissement du sujet éveillent suffisamment l'attention dès l'entrée du malade à l'hôpital, et bien que la tumeur soit difficilement appréciable et puisse même passer inaperçue, on est déjà conduit sur la voie du diagnostic.

Mais bientôt le doute n'est plus possible, car indépendamment de la persistance des symptômes du début on voit les vomissements prendre un caractère qui revèle complètement la lésion, ce sont ces vomissements couleur lie de vin et marc de café qui nous expliquent en outre la distension énorme de l'estomac par l'accumulation du liquide des hémorrhagies ne s'écoulant par le vomissement que lorsque la réplétion de l'estomac est trop considérable.

Enfin, vers les derniers instants la présence de la tumeur facilement appréciable ne fait plus que confirmer un diagnostic sur lequel il n'était déjà plus permis d'avoir le moindre doute.

L'observation choisie ici nous montre donc clairement l'importance de chaque symptôme, comment à mesure qu'ils se sont présentés, à mesure qu'ils s'affirmaient on pouvait voir lever les doutes et s'imposer la certitude dans le diagnostic.

OBS. III. — Recueillie dans le service de clinique de M. le professeur Béhier, par M. Straus, chef de clinique.

C..., âgé de 42 ans, homme de peine, entre à l'hôpital le 22 octobre 1873. Ce malade, qui est d'une constitution grèle et délicate, a eu une pleurésie à droite il y a deux ans et demi, pleurésie qui le maintint au lit pendant quinze jours et dont il se remit parfaitement en apparence.

Il y a trois mois, il fut pris d'une douleur violente dans le mollet gauche. En même temps la jambe s'œdématia et la marche devint impossible; il ne souffrait d'aucun autre organe; il ne toussait pas ou à de rares intervalles seulement. Cependant quelques mois déjà avant l'apparition de l'œdème de l'extrémité inférieure gauche, il avait maigri sensiblement et perdu de ses forces; il avait aussi remarqué que son teint était devenu un peu jaune; les digestions étaient bonnes.

Sa mère, très-âgée, vit encore; son père est mort à 63 ans d'une affection de poitrine.

Ossian-Bonnet.   3

A son entrée à l'hôpital son aspect est franchement cachectique; le teint est pâle, blafard; l'amaigrissement très-prononcé; l'anémie extrême; les lèvres, la muqueuse buccale et les conjonctives décolorées.

Il ne se plaint que du gonflement de la jambe gauche.

Le membre inférieur gauche est en effet le siége d'un œdème blanc occupant toute sa hauteur, mais surtout prononcé sur le dos du pied et autour des malléoles. La peau est pâle, lisse, tendue, luisante, les veines sous-cutanées se dessinent nettement. Au niveau de l'anneau crural, on sent un cordon dur, noueux, superficiel, paraissant être l'orifice de la veine saphène dans la veine crurale.

Le membre inférieur droit est parfaitement sec; pas de traces d'épanchement dans le péritoine; les urines ne coagulent ni par la chaleur, ni par l'acide nitrique, elles ne contiennent pas non plus de sucre.

Le malade n'accuse de douleur que dans son membre œdématié, il ne présente nulle part de tumeur appréciable; la langue est nette, humide, il mange peu, mais le peu qu'il prend il le digère parfaitement, jamais de vomissements, ni d'aigreurs, pas de diarrhée habituelle.

Le malade ne tousse pour ainsi dire jamais, il ne crache pas, la poitrine ne présente rien de particulier à l'inspection, elle participe à l'émaigrissement général de l'individu.

A la percussion, très-légère submatité sous la clavicule droite, l'expiration est prolongée à cet endroit; en outre aux deux sommets du poumon, les bruits du cœur sont fortement et nettement transmis.

En arrière à droite dans la fosse sus-épineuse les signes stéthoscopiques sont un peu plus accusés, l'expiration est nettement prolongée et vers la fin de l'expiration, on perçoit une crépitation fine, sèche, donnant la sensation d'un frottement pleural (le malade a eu une pleurésie droite). La résonnance de la voix est notablement exagérée à ce niveau. Dans le reste du poumon la respiration est normale. Jamais il n'y a eu d'hémoptysie.

Le cœur aussi est parfaitement normal; dans les vaisseaux du cou on perçoit un souffle doux et intermittent.

Le pouls est légèrement excité, le soir il présente une légère élévation fébrile (38,2), pas de sueurs nocturnes.

Dès l'entrée de ce malade on était frappé de la discordance

qui existait entre la profondeur de la cachexie qui se tradui-
-sait par la pâleur livide de la peau, l'amaigrissement extrême,
la thrombose, et le peu d'intensité de la lésion pulmonaire. Il
semblait que la véritable cause du marasme échappât à l'observation. On le croyait atteint de tuberculose granulée sans
grand éclat, mais trop peu marquée pour l'existence de la
phlegmatia alba dolens.

Le 10 novembre le malade étant désigné pour Vincennes,
vomit son repas. En même temps on remarque que la pâleur
de son teint tire légèrement sur le jaune.

On pratique soigneusement la palpation de la région abdominale, le malade étant couché sur le dos, les cuisses fléchies;
cette exploration amène une constatation inattendue.

Dans la région épigastrique, à deux travers de doigt à gauche de la ligne blanche, un peu au-dessous du rebord des
fausses côtes, on sentait une tumeur assez rapprochée de la
paroi abdominale, dure, à contours arrondis assez nets, du diamètre d'une noix environ, donnant la sensation d'une plaque
plutôt que d'une masse globuleuse.

Cette tumeur était absolument indolente; toutefois, en inter-
rogeant le malade il nous apprit qu'il s'était déjà aperçu de
l'existence d'une inégalité à ce niveau, mais qu'il n'y avait
pas pris garde et que cela ne le gênait aucunement.

Le vomissement du jour même paraît avoir été tout à fait
fortuit. Jamais le malade n'avait souffert de l'estomac, jamais
il n'avait éprouvé de tiraillements après les repas, de régur-
-gitations ni d'aigreurs, jamais de vomissements noirs, ni
marc de café.

La percussion du ventre au niveau de la tumeur donne
un son obscur, mais non pas entièrement mat, le son tympa-
nique stomacal est plutôt diminué d'étendue qu'augmenté,
l'estomac n'a pas subi de dilatation.

Les limites du foie sont normales, la tumeur ne fait pas
corps avec le lobe gauche du foie, car elle est mobile, et on
peut la refouler sous le rebord des fausses côtes de façon à la
rendre presque inaccessible à la palpation; une légère secousse
de toux la fait aussitôt redescendre.

Le reste du ventre est souple et ne paraît le siège d'aucune
autre tumeur. Selles normales, régulièrement une par jour.

Le vomissement n'a plus reparu, le malade est uniquement
occupé de sa phlegmatia, la jambe droite commence aussi

à s'œdématier autour des malléoles, on sent très-distincte-
ment un cordon noueux sur le trajet d'une des veines
jumelles droites.

Le malade continue à bien digérer, pas de douleurs sponta-
nées au niveau de la tumeur; mais la palpation, pour peu
qu'elle soit forte, provoque une légère sensation de douleur.

20 septembre. Pour la première fois le malade interrogé
sur la douleur qu'il ressent accuse une certaine gêne, un sentiment de pesanteur pendant les premières heures qui suivent
le repas, il paraît aussi éprouver à divers intervalles un point
douloureux vers l'une des dernières apophyses épineuses.

Du reste, pas d'aigreurs, pas de nausées, pas d'anorexie.

La peau non-seulement de la face, mais aussi du reste du
corps a pris une teinte franchement jaune-paille.

28 novembre. La tumeur semble à la palpation avoir un peu
augmenté de volume et être plus facilement accessible, cela
tient peut-être à ce qu'on la déplace très-difficilement et qu'elle
se réfugie moins complètement sous le rebord des côtes.

Quant à la lésion pulmonaire elle ne paraît pas faire de
progrès; aucune oppression, pas de toux, pas d'expectoration.

Ce malade, sur lequel M. le professeur Béhier
s'est longuement arrêté dans une de ses dernières
leçons cliniques du mois de décembre à l'Hôtel-
Dieu, est un de ceux chez lesquels le diagnostic,
comme on le voit, peut présenter la plus grande
obscurité. Entré à l'hôpital pour une phlegmatia
alba dolens, cet individu ne présentait aucun signe
qui pût faire soupçonner une lésion de l'estomac,
pas d'aigreurs, de vomissements, aucune douleur
dans la région épigastrique; une anémie considérable, jointe à un état cachectique appréciable, font
seuls reconnaître que l'affection qui a nécessité
l'entrée à l'hôpital peut et doit même se rattacher
à une cause inconnue qu'il est urgent de reconnaître.

La pleurésie ancienne du côté droit que nous trouvons dans les antécédents du malade doit-elle, par l'importance qu'elle présente, importance sur laquelle M. le professeur Béhier a toujours tant de fois attiré l'attention, cette pleurésie, dis-je, peut-elle nous mettre sur la voie du diagnostic?

Le malade ne tousse pour ainsi dire jamais, il ne crache pas; si à la percussion on trouve une légère submatité et qu'à l'auscultation on constate quelques signes qui permettent de supposer une lésion de nature tuberculeuse, cette lésion, si légère que d'après les symptômes qu'elle présente on est obligé d'avouer même le doute qu'elle laisse dans l'esprit au sujet de son existence, ne peut guère expliquer l'état d'amaigrissement, la cachexie à laquelle le malade est en proie. Enfin comme dans la chlorose et chez les femmes en couche, si on a reconnu quelquefois la coïncidence de la phlegmatia alba dolens et de la tuberculose, toujours la maladie était plus accusée, et pour expliquer cet état chez notre malade il faudrait au moins un ramollissement de tubercules qu'aucun signe ne permet de constater.

Tel était le doute dans lequel on se trouvait lorsque brusquement, le 10 novembre, au moment où le malade allait quitter l'hôpital et se rendre à l'asile de Vincennes, survient une vomissement à la suite du repas. En présence de ce nouveau signe, on pratique un examen attentif et l'on reconnaît l'existence de la tumeur qui doit enfin nous permettre d'expliquer la valeur des symptô-

mes que nous avions sous les yeux, et de les con-
vertir en signes certains.

Cette tumeur donnant la sensation d'une plaque
plutôt que d'une masse globuleuse dont le malade
avait déjà lui-même constaté la présence nous
permet de conclure immédiatement à un cancer
dont la cachexie était la cause et auquel il faut rattacher la phlegmatia, car nous sommes en présence d'un de ces cas sur lesquels Trousseau insis-
tait avec une si juste raison, seulement ici la
maladie elle-même était encore ignorée et ne présentait aucun signe perceptible, tandis que les
causes qui en résultaient apparaissaient seules à
l'observation. Le cancer est maintenant évident,
car nous réunissons deux symptômes de la plus
grande valeur pour poser le diagnostic; la tumeur,
qui 89 fois sur 100 peut être constatée et par sa
fréquence présente ainsi une valeur considérable,
enfin, la cachexie, qu'il est facile de rattacher à la
lésion qui nous occupe. Si notre malade a pu, en
effet, arriver à la période cachectique sans avoir
présenté aucun signe dyspeptique, aigreurs, vomissements, douleur, c'est que le cancer, ainsi que
l'indique sa situation et la forme de la tumeur,
n'occupait aucun des orifices. Le pylore et le cardia étant libres, le malade pouvait ingérer des
aliments, et ces aliments étant digérés, l'on peut
expliquer ainsi comment aucun symptôme ne s'é-
tait révélé du côté de l'estomac et comment la vie
a été entretenue aussi longtemps.

Cette nouvelle observation nous montre donc combien les symptômes peuvent rester longtemps ignorés et comment une complication qui peut souvent mettre sur la voie du diagnostic a induit en erreur, en permettant de rattacher à une cause tout à fait secondaire, des signes qui dépendaient de la lésion principale.

OBS. IV. — Recueillie dans le service de M. le professeur Béhier, par MM. les Drs Liouville et Straus.

Br..., terrassier, âgé de 45 ans, entre le 18 novembre 1873 à l'Hôtel-Dieu, salle Sainte-Jeanne.

Ce malade est amené dans le subdélire, et avec une raideur prononcée des muscles du dos. Les renseignements qu'il fournit sont assez obscurs, il fait remonter le début de son affection à deux mois, époque à laquelle il aurait été obligé de s'aliter à la suite d'un effort et de douleurs dans la région lombaire.

Il ne peut fournir de détails importants sur ce qu'il a éprouvé pendant ces deux mois et nous sommes réduits à nous en rapporter à l'exploration physique et à l'examen de l'état actuel.

Ce malade est amaigri, pâle, anémique. Nous le trouvons dans le décubitus dorsal; ce qui frappe d'abord c'est une raideur prononcée des muscles du dos qui empêche le malade de se placer sur son séant et rend tout mouvement douloureux. La nuque ne participe pas à cette raideur il n'y a pas de trismus.

L'intelligence est conservée mais obscurcie d'une façon intermittente par du subdélire.

Les pupilles sont égales réagissant sous l'influence de la lumière.

La langue tremblotante et blanche.

La motilité et la sensibilité des extrémités tant inférieures que supérieures sont conservées. On constate néanmoins quand on fait tendre les mains du malade un tremblement des doigts rappelant le tremblement alcoolique (le malade prétend n'avoir pas abusé d'alcool).

Le ventre est souple, dépressible, non douloureux, ne présentant pas de tympanisme ; constipation depuis quelques jours ; urines volontaires. Rien à l'auscultation du poumon et du cœur.

18 novembre. Matin, P. 116. T. 37°,8. R. 36. Soir, P. 120. T. 37°. — On prescrit 20 ventouses scarifiées sur le rachis, bromure potassique 4 gr.

Le 19. Matin, 37°,6 de température. P. 124.

Le malade est baigné de sueurs, le délire a persisté pendant toute la nuit et a nécessité l'emploi de liens contentifs. La raideur du tronc subsiste, pas de trismus ni de tremblement de la langue ; tremblement des doigts, quelques soubressauts de tendons. — On prescrit extrait aq. thébaïque 0,20 centigr. Todd, 40 gr.

Soir, P. 120 T. 37°. Trismus, pas de selles ; sueurs profuses, urines involontaires, déglutition facile, pas de tremblements fibrillaires des extrémités.

Le 20. Matin, P. 112. L'intelligence est plus nette, quoiqu'il reste encore une certaine excitation subdélirante ; il n'a pris la veille que la moitié de la dose d'opium prescrite, vu l'état de somnolence où il se trouvait.

Le 21. La nuit a été bonne, le malade a dormi et n'a pas déliré, ce matin il répond aux questions qu'on lui pose ; les sueurs profuses continuent, le malade en est littéralement baigné, soif continue.

Matin, P. 110. T. 38°,11. Soir, P. 132. T. 38° ; raideur persistante et douleur rachidienne irradiant vers les extrémités inférieures, urines volontaires abondantes.

Le 22. P. 110. T. 38°,4. Persistance des mêmes phénomènes de la raideur du cou et des sueurs profuses.

Cet état se prolonge jusqu'au 25 novembre où l'on administre pendant dix minutes un bain de 22°.

Le matin avant le bain la température était de 37°,8 ; le soir, trois heures après le bain la raideur persiste. Pouls 120. Température 37°,4.

Le 26. Matin, température 37°,6, pouls 116. Vers midi on donne un nouveau bain de 22°.

Le soir, à cinq heures le malade est trouvé asphyxiant, la figure violacée, les traits hippocratiques ; malgré la sueur la température axillaire marque 40°,6. Le pouls est petit, filiforme et tellement accéléré qu'on ne peut le compter.

Raideur considérable du tronc, la nuque n'est guère contracturée, trismus prononcé.

La respiration est remarquablement lente et profonde et en même temps le rhythme en est irrégulier (12 par minutes), râle trachéal et râle muqueux généralisés.

Le malade a entièrement perdu connaissance et est insensible aux excitations; pupilles petites, contractées, immobiles; paupières fermées. Légers soubressauts des tendons. Ventre rétracté.

Le malade succombe à cinq heures et demie, vingt minutes environ avant le terme fatal, la température axillaire avait été de 40°,6.

Si nous prenons maintenant l'autopsie faite le 27 novembre par M. le D⁺ Liouville, nous trouvons :

Cancer de l'estomac, occupant les parois, à la partie moyenne, mais plus près du pylore. Sans tumeurs saillantes à l'extérieur, peu accusées à l'intérieur.

Absence de rétrécissement d'orifice. L'estomac est petit, se laisse moins distendre, et ne présente aucune altération.

Carcinose généralisée.

Le foie, dans toutes les coupes, présente des noyaux cancéreux.

La rate nous montre une petite saillie un peu proéminente et de la grosseur d'une cerise.

Les reins, des deux côtés, ont plusieurs zones cancéreuses.

Les ganglions mésentériques et abdominaux sont hypertrophiés, multipliés et cancéreux.

Enfin, nous trouvons de la péritonite cancéreuse et des noyaux carcinomateux dans les plèvres et les poumons.

Des érosions, destructions partielles et une infiltration cancéreuse des lames des vertèbres et des apophyses épineuses.

Méningite cérébro-spinale, d'apparence subaiguë, avec altération périméningées spinales.

Dans cette observation nous voyons un des cas dans lesquels la gravité même des symptômes qu'il faut rattacher à des lésions venant compli-

quer la maladie qui nous occupe, a été telle qu'on
n'a pu pendant la vie reconnaître le cancer dont
le malade était atteint. Ici, en effet, les signes de
la méningite cérébro-spinale ont entièrement
dominé et ce n'est qu'à l'autopsie que l'on a reconnu la carcinose généralisée.

Obs. V. — Clinique de M. le professeur Béhier.

Bourgeois, âgé de 46 ans, entre salle Sainte-Jeanne, le 23
novembre 1873. Dès son entrée à l'hôpital, à la première ques-
tion qu'on lui adresse, cet homme répond qu'il est atteint de
cancer de l'estomac. Il se dit malade depuis le mois de fé-
vrier (depuis dix mois). Il fut pris, dit-il, de vomissements à
la suite des repas. Jamais il n'a présenté d'hématémèse ni de
mélæna.

Les vomissements, d'après son récit, ne seraient pas conti-
nus, mais se produiraient tout à coup, sans cause appréciable,
puis disparaîtraient pendant un certain nombre de jours,
pendant lesquels la digestion et l'appétit seraient à peu près
normaux.

Le malade, dans son habitus et son facies, ne présente nullement les apparences d'une affection carcinomateuse remon-
tant à près d'une année.

L'embonpoint est assez prononcé, les masses musculaires
sont fermes et puissantes, la nutrition ne paraît nullement
avoir souffert. Toutefois il existe un souffle doux dans les
vaisseaux du cou, et la conjonctive est légèrement amincie.

Le malade localise sa douleur dans la région épigastrique,
au-dessous de l'appendice xiphoïde où, dit-il, siège sa tumeur.

On y voit la cicatrice de quatre points caustiques placés à
l'hôpital Beaujon, mais ni la percussion, ni la palpation ne
révèlent l'existence d'aucune tuméfaction. Il existe uniquement en ce point une accumulation de graisse sous-cutanée
un peu plus épaisse que sur le reste de la paroi abdominale.

La percussion à ce niveau donne un son clair ; l'estomac
n'est aucunement dilaté. Le foie ne déborde pas le rebord des
côtes.

23 novembre. Le jour même de son entrée le malade a présenté quelques débris alimentaires, nageant dans une quantité considérable de liquide clair comme de l'eau. Il demande à manger.

On prescrit la diète, et on met le malade en observation.

Le 24. Il présente les mêmes vomissements que la veille, et la religieuse fait remarquer qu'elle ne l'a jamais vu vomir.

Le 29. Plus de vomissements depuis ces quatre derniers jours. Il supporte difficilement la diète à laquelle on l'a soumis ; il se plaint de la faim.

Cette dernière observation qui termine notre étude sur la difficulté du diagnostic présente un intérêt d'un genre particulier, nous sommes en présence d'un individu qui se dit atteint d'un cancer de l'estomac ; les symptômes ne répondent nullement aux signes qu'il présente, il s'agit donc cette fois non plus de reconnaître la maladie mais de savoir, si annoncée, elle existe en réalité. Le malade prétend avoir eu des vomissements apparaissant brusquement à des intervalles différents sans trouble de la digestion ; ces vomissements présentés, sans qu'on ait jamais pu assister au moment où ils avaient lieu, ne montrent que l'aspect de matières alimentaires nageant aans l'eau sans aucune altération; l'appétit est excellent et le malade ne supporte la diète que difficilement ; il se dit malade depuis dix mois et ne présente aucune marque de cachexie ; ce qu'il prétend être une tumeur n'est en réalité qu'un amas de tissu adipeux de petit volume; devons-nous d'après ces données ajouter foi à ces paroles et croire au cancer? Nous ne le pensons pas, car d'après les signes fournis, si

le malade ne prévenait pas lui-même de son affection il serait impossible d'en poser le diagnostic
vu l'absence de symptômes ; il est donc probable
que nous sommes en présence d'un simulateur qui
sachant bien qu'on ne pourrait reconnaître une
maladie dont il n'est pas atteint espère en l'annon-
çant lui-même nous induire en erreur.

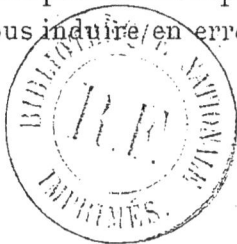

A. Parent, imprimeur de la Faculté de Médecine, rue Mr-le-Prince

142